MALADIES DES FEMMES

DE LA STÉRILITÉ SUBORDONNÉE, DANS CERTAINS CAS, AUX DÉVIATIONS OU INFLEXIONS UTÉRINES

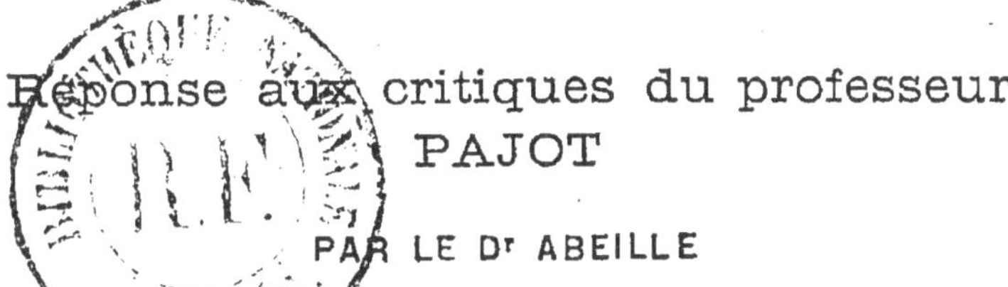

Réponse aux critiques du professeur PAJOT

PAR LE Dʳ ABEILLE

Ancien médecin de l'Hôpital du Roule.

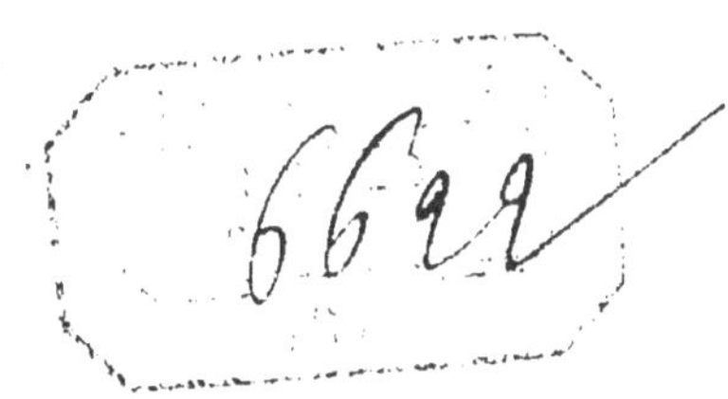

PARIS
IMPRIMERIE CHARLES UNSINGER
83, RUE DU BAC, 83

1877

MALADIES DES FEMMES

DE LA STÉRILITÉ SUBORDONNÉE, DANS CERTAINS CAS,

AUX DÉVIATIONS OU INFLEXIONS UTÉRINES

Réponse aux critiques du professeur
PAJOT

PAR LE Dᵉ ABEILLE

Ancien médecin de l'hôpital du Roule.

PARIS

IMPRIMERIE CHARLES UNSINGER

83, RUE DU BAC, 83

1877

MALADIES DES FEMMES

De la stérilité dans certains cas de déviations ou inflexions utérines

Stérile se dit d'un terrain improductif ; appliqué à la femme, ce mot signifie qu'elle ne produit pas, ne donne pas d'enfant après un plus ou moins grand nombre d'années de mariage ; on dit aussi qu'elle est inféconde.

La stérilité de la femme peut être le fait d'un mari incapable ; nous n'avons pas à nous y arrêter ici.

Celle qui provient de la femme peut être congéniale ou acquise. Dans l'un et l'autre cas, elle peut être définitive, irrémédiable, ce qui constitue l'incapacité ; ou elle peut être remédiable et par conséquent temporaire. Pas n'est besoin d'être pédagogue pour faire jaillir la lumière sur ces faits.

L'absence des ovaires, qu'elle soit congéniale, ou acquise comme à la suite de certaines grandes opérations ; l'atrophie de ces deux organes, l'absence de l'utérus, voilà les causes d'incapacité de la femme. Certaines malformations de l'utérus, un utérus et un vagin doubles, un utérus imparfaitement développé, peuvent aussi être causes d'incapacité. On peut ajouter à ces séries de causes d'incapacité certaines maladies des ovaires qui détruisent les follicules de de Graaff, sans laisser la possibilité de leur reproduction.

Nous n'avons pas à nous occuper de ces cas. Nous laissons également de côté ceux où les ovaires sont couverts de fausses membranes qui empêchent l'issue des ovules ; ceux où il y a une obturation des trompes qui fait le même office, en un mot, toutes les maladies de l'ovaire qui peuvent empêcher le développement de l'ovule ou déterminer sa flétrissure dans le follicule, bien que la médecine et l'hygiène puissent triompher quelquefois de la maladie.

Nous devons aborder la stérilité ou infécondité, qui est souvent subordonnée à certaines déviations utérines, fait qui n'a, que nous sachions, été nié par personne, excepté par M. Pajot, qui doit avoir des raisons toutes spéciales pour le faire, et devant lesquelles on ne doit s'incliner, malgré l'autorité du professeur, que quand elles auront été démontrées irréfutables. Pour la femme dont l'ovulation se fait normalement, il faut, pour qu'elle puisse être fécondée, trois conditions essentielles : 1° l'accomplissement de l'acte de copulation par un mari capable ; 2° la possibilité du passage des spermatozoaires dans le canal cervical ; 3° la possibilité de la descente de l'ovule pour être mis au contact du spermatozoaire fécondant.

Les déviations extrêmes, surtout la rétroversion, les inflexions extrêmes, peuvent apporter, par elles-mêmes et directement, ou par les complications qui les accompagnent, que celles-ci soient initiales, acquises ou même congéniales ; soit qu'elles soient consécutives, elles peuvent apporter, disons-nous, un obstacle momentanément invincible à la fécondation.

Dans les nombreuses opérations de déviation utérine (anté et rétroversions, anté et rétroflexions), que nous avons pratiquées chez des malades qui la réclamaient impérieusement pour se débarrasser de souffrances auxquelles elles étaient sujettes depuis longtemps, et dont les déviations et inflexions étaient nécessairement anciennes, nous sommes arrivés à cette constatation rigoureuse que, neuf fois sur dix au moins, celles-ci sont compliquées d'engorgement partiel ou total de l'une des faces du col et quelquefois du col et de partie du globe utérin.

Ces engorgements ou intumescences, hyperplasiques ou hypertrophiques, sont primitifs et concourent alors, pour une bonne part, à la production des déviations et inflexions ; ou ils sont consécutifs, et ils tendent non-seulement à les entretenir, mais à les faire croître.

En dehors de ces engorgements, et même sans eux, il existe aussi parfois, mais beaucoup plus rarement, des fibroïdes interstitiels qui occupent une partie du col, ou une partie du globe et du col, ou seulement l'une des lèvres.

Dans tous ces cas, l'intumescence ou la tumeur, en empiétant sur la partie correspondante du canal cervical, rétrécit, diminue la lumière de celui-ci, et par suite, quoique exceptionnéllement, peut arriver à l'obstruer d'une façon complète. Parmi les tumeurs qui entraînent plus facilemement ce dernier résultat, il faut noter le fibroïde. C'est ce que nous avons rencontré, il y a huit jours, chez une femme que nous avons opérée par la ténotomie ignée, d'un fibroïde s'étendant jusqu'au bas-fond utérin. Cette malade n'avait cessé de nous réclamer l'opération depuis six ans. Elle a séjourné dans tous les hôpitaux de Paris depuis cette époque, sans qu'on ait pu apporter le moindre soulagement à ses souffrances. Le fibroïde avait acquis des adhérences tout autour du méat cervical de l'utérus.

Mais, en dehors de toutes les tumeurs ou intumescences, l'atrésie plus ou moins accentuée du canal cervical peut résulter encore de la phlegmasie catarrhale chronique primitive ou consécutive.

Or, chez les femmes atteintes de déviations et surtout d'inflexions bien prononcées, il y a déjà, rien que par ce fait, une courbe dans la direction du canal cervical. Les engorgements qui les accompagnent presque toujours rétrécissent ce canal surtout au point de la courbe, et l'inflammation catarrhale chronique, compagne à peu près inséparable de ces déviations et inflexions, qu'elle ait préexisté et agi comme cause provocatrice de celles-ci, ou qu'elle soit consécutive, constitue le troisième facteur de ces atrésies plus ou moins accentuées qui rendent la femme stérile ou inféconde, tant que l'atrésie persiste. En effet, l'ovule descendu des trompes dans la cavité utérine ne peut glisser facilement dans le canal cervical à cause de cet obstacle, comme l'urine ne traverse qu'à grand'peine un canal de l'urèthre retréci sur un ou plusieurs points ; et d'autre part, les spermatozoaires trouvent le même obstacle dans leur ascension pour aller se mettre en contact avec l'ovule et le féconder.

Ceci est aussi clair que la lumière du jour; en sorte que rien que par ces circonstances morbides, bien que la femme ovule normalement, bien que l'ovule soit irréprochable comme constitution, il y a stérilité ou infécondité, parce que les spermatozoaires ne peuvent arriver au contact de l'ovule pour le féconder. Tous les coups d'adresse conseillés au mari comme un ingénieux professeur les suppose, en parlant des mystères du museau de tanche, ne peuvent absolument rien pour triompher ici de l'infécondité de la femme, et nous avons de la peine à comprendre comment on peut professer d'une façon générale que la grossesse est le meilleur moyen de guérir les déviations, puisque la fécondation est, dans les cas dont nous parlons, matériellement impossible.

Voilà donc un premier fait bien établi au sujet de la possibilité de la stérilité de la femme qui est atteinte d'une déviation ou inflexion prononcée, surtout si elle est ancienne, et nous n'en opérons pas d'autres, cela se conçoit.

Mais, même sans toutes ces complications d'engorgements - de tumeur, de phlegmasie chronique qui déterminent l'atrésie du conduit cervical et suscitent la stérilité chez la femme dont l'ovulation se fait normalement, les déviations et inflexions extrêmes peuvent entraîner la stérilité par leur seul et propre fait.

Un utérus en antéversion extrême dont l'ouverture du museau de tanche s'applique exactement sur la face antérieure du rectum et qui se trouve au niveau du globe ou même au-dessus; un utérus en rétroversion extrême, presque toujours avec abaissement, dont le museau de tanche va s'appliquer sur la symphise pubienne en regardant en haut; à plus forte raison, les utérus en anté ou rétroflexions extrêmes dont l'ouverture du museau de tanche se trouve tout à fait en arrière et en haut ou tout à fait en avant et en haut, sont-ils des conditions de stérilité, d'obstacles à la fécondation. Cela est d'autant plus vrai que, dans presque tous ces cas, il y a, à peu près constamment, un dévelopement anormal avec épaississement de l'une des lèvres qui forme une sorte de soupape sur le méat.

L'acte de copulation, de quelque façon qu'il soit exécuté, ne peut guère porter, dans ces cas, les spermatozoaires que sur les parois vaginales.

Je dois rappeler à ce sujet un fait connu peut-être de peu de monde, mais qui n'en est pas moins typique.

Un docteur, venu tout exprès d'Amérique, devait dans une foule de cas, faire disparaître l'infécondité, au moyen de certaines manœuvres. Beaucoup de dames, et du plus haut monde, passèrent par ses mains. C'était, je crois, en 1868 ou 1869.

Le mari était présent et devait se tenir prêt à tout événement. Quand les manipulations, qui n'étaient autres que des tentatives de redressement momentané de l'utérus, semblaient avoir abouti, le mari arrivait alors, pour exécuter ses fonctions de fécondateur, et dans les positions indiquées par ce singulier docteur. La chronique rapporte bien qu'il y eut beaucoup de dames qui, avec l'immense désir d'avoir un enfant, se soumirent à ce cérémonial, mais on est admis à supposer qu'il n'y eut aucun résultat satisfaisant, car notre docteur se trouva doucement éconduit.

Cependant, il faut bien le reconnaître, Velpeau et d'autres, avant et après lui, ont constaté dans quelques cas où ils avaient obtenu un redressement momentané des déviations, que quelques femmes étaient devenues enceintes après avoir été infécondes jusque-là, et en ont cité des exemples.

Enfin ajoutons, pour ne nous en tenir qu'aux déviations extrêmes comme causes matérielles et prouvées de la stérilité de la femme, dont l'ovulation s'exécute pourtant bien en tant que bonne constitution de l'ovule et chute périodique de celui-ci dans la cavité utérine, que, dans quelques cas, ces déviations sont compliquées d'une malformation de la partie sous-vaginale du col (col conique) avec atrésie du méat, et que de la réunion de ces deux conditions pathologiques, dont l'une est la plupart du temps congéniale (conicité et atrésie du col) et dont l'autre, la déviation, est acquise, il résulte une impossibilité absolue de fécondation. Nous avons, depuis six mois, opéré encore deux femmes dans cette fâcheuse position : l'une devant M. Aubry notre fabricant d'instruments ; l'autre devant M. Corde, pro-

fesseur de gynécologie à Genève et traducteur du livre de
Barnes. Toutes deux étaient restées stériles après plusieurs
années de mariage.

Nous pourrions nous étendre longuement sur d'autres conditions qui, avec les déviations, apportent leur appoint pour
rendre la femme stérile, telles que les difficultés dans l'acte du
coït, les douleurs qui accompagnent fréquemment cet acte et
en empêchent l'accomplissement naturel, l'inflammation utérine
ou vaginale ou utéro-vaginale, les troubles fonctionnels locaux
et généraux, toutes conditions pathologiques qui par leur
longue persistance, détériorent profondément la constitution, et
qui, par suite, portent une atteinte plus ou moins profonde aux
fonctions d'ovulation. Nous avons dû nous contenter de donner
des preuves mathématiques, irrécusables, tirées autant du raisonnement que des faits. Nous venons d'exposer les preuves
des conditions pathologiques d'infécondité ou de stérilité de la
femme tirées du raisonnement. Pour porter la conviction la
plus complète dans l'esprit du lecteur, nous donnons l'analyse
des faits de fécondation survenue après quelques-unes de nos
opérations : 1º chez des femmes qui, mariées depuis nombre
d'années, n'avaient jamais eu d'enfant, stériles ou infécondes
qu'elles étaient par le fait des déviations utérines dont elles
étaient atteintes, et qui ont pu être fécondées ensuite et devenir grosses ; 2º chez des femmes qui, ayant déjà eu des grossesses terminées par un avortement ou par un accouchement
à terme, ont cessé ensuite d'être fécondées, sont devenues
stériles par suite de déviations utérines. Enfin, nous termine-
rons par la publication d'une lettre que nous venons de rece-
voir d'une dame que nous avons opérée il y a quelques
années et que nous avions perdue absolument de vue.
Ayant appris indirectement, depuis peu, que cette dame, qui
habite une grande ville de province, avait eu un enfant, nous
avons dû demander des renseignements précis.

Dans notre livre sur le traitement des maladies chroniques de
l'utérus (2ᵉ édition), nous avons cité quatre femmes qui, n'ayant
jamais eu d'enfants après de nombreuses années de mariage,
sont devenues grosses après redressement de l'utérus. De
ces quatre malades, l'une après neuf ans de mariage, est de-

— 9 —

venue grosse deux fois et a mené ses grossesses à bonne
fin, après le redressement de l'utérus, par une patiente application du redresseur à air de Garriel, pendant trois mois.

Les trois autres, mariées depuis cinq à sept ans, sont devenues grosses après redressement de l'utérus par notre méthode. Deux, des trois, ont mené leur grossesse à bonne
fin et leurs enfants ont vécu. La troisième a avorté par suite
d'une chute en descendant un trottoir.

Nous venons de découvrir, comme nous l'avons dit, une
cinquième malade opérée par nous en 1873 et qui a eu deux
enfants depuis; elle était mariée depuis 1867; elle était donc
restée stérile ou inféconde six ans! C'est celle dont nous par-
lions plus haut.

Voici la lettre qui vient de nous être adressée par le mari
de cette malade :

Reims, le 29 mai 1877.

Monsieur,

Je suis heureux de l'occasion que vous me donnez de vous exprimer
ma gratitude pour les soins que vous avez donnés à ma femme, ce que
depuis longtemps j'aurais fait si vous n'aviez laissé sans réponse une
lettre que je vous ai adressée, votre silence m'ayant fait craindre d'être
importun.

C'est avec plaisir, Monsieur, que je m'empresse de vous donner les
renseignements que vous me demandez. Pour ce, je suivrai, s'il vous
plaît, l'ordre de vos questions :

1° Notre mariage date du 18 novembre 1867.

2° Il n'y avait jamais eu de grossesse avant l'opération que vous
avez faite, et ma femme souffrait énormément aux époques.

3° La grossesse commença en novembre 1874. L'accouchement eut
lieu le 17 août 1875, après quarante-deux heures de douleurs excessives.
L'enfant, un énorme garçon (il pesait environ douze livres), mourut vers
la dixième heure à partir du commencement des douleurs, le cordon
ombilical ayant été entraîné dehors par les eaux le 15 août à 8 heures
du matin. Ne connaissant pas les expressions à employer, je ne sais si
je parviens à me faire comprendre; bref, l'enfant fut expulsé environ
trente-deux heures après sa mort.

4° Ma femme est accouchée le 27 février dernier d'une grosse fillette,
qu'elle nourrit et qui se porte à ravir. L'enfant étant presque aussi

grosse que le garçon, l'accouchement fut encore très-pénible, mais ne dura que du 26 février à neuf heures du soir au 27 à onze heures du matin. Elle était presque totalement congestionnée, et ce n'est qu'après seize minutes d'insufflation, et à l'aide de projections d'eau froide et autres moyens usités, qu'elle jeta son premier cri. Mais, aussitôt revenue à elle, elle a été ce qu'elle est encore, une enfant admirable (pardonnez-moi le mot), qui se porte on ne peut mieux. Je ne puis donc, Monsieur, que vous répéter que je vous prie d'agréer l'expression de ma gratitude, car c'est à vous que ma femme doit non-seulement le bonheur tant attendu qui nous est échu depuis trois mois, mais encore son complet rétablissement.

Veuillez agréer, Monsieur, l'expression de mes sentiments respectueux,

F. N.

Rue du Jard, 53.

P. S. — Vous avez opéré ma femme le 11 ou le 12 mai 1873, et elle est devenue enceinte en novembre 1874.

Nous avons cité ensuite sept femmes, qui ayant eu des enfants, ne pouvaient plus en avoir depuis qu'elles étaient atteintes de déviations utérines, quoiqu'elles n'eussent rien négligé ou plutôt qu'elles n'eussent rien fait pour ne pas en avoir.

Tels étaient les résultats acquis, après des recherches minutieuses et prolongées, au moment de la publication de notre ouvrage.

Pour cette dernière catégorie de femmes, nous avons découvert depuis cette publication, encore deux cas, où après l'opération de rétroversions anciennes, il y a eu nouvelle grossesse.

Avec les cinq de la première catégorie et les neuf de la seconde, nous avons quatorze cas de femmes atteintes de stérilité ou infécondité plus ou moins prolongée, initiale dans cinq, posthume dans neuf, et qu'on peut dire acquise, puisqu'elle n'est survenue qu'après des déviations anciennes. Ce total de 14 cas sur cent soixante-dix opérations pratiquées par nous jusqu'à ce jour, constitue un résultat suffisant. Nous en aurons d'autres, sans doute plus tard, pour établir que non-seulement nos opérations n'empêchent pas une fécondation ultérieure, mais que, dans bon nombre de cas, elles font cesser la stérilité ou infécondité résultant des obstacles que ces déviations, soit par elles-mêmes, soit par leurs complications, apportent à la fécondation.

Quoi d'étonnant à cela, quand on voit une dame stérile durant les neuf premières années de son mariage, devenir deux fois enceinte après redressement de l'utérus, par l'application du redresseur en caoutchouc à air de Garriel! Quoi d'étonnant, quand, se reportant au dire de Velpeau et d'autres, on voit que, chez des femmes où un redressement momentané ayant été opéré, quelques-unes sont devenues grosses; quoi d'étonnant, disons-nous, que nos opérations qui sont suivies d'un redressement definitif, puissent placer les malades en situation d'être fécondées! Cela devait être d'autant mieux que le redressement est plus durable. La seule crainte que nous pussions avoir au début, c'était que l'utérus ainsi redressé et devenu gravide, éprouvât quelque gêne dans son développement successif, ou fût sujet à des entraves plus ou moins puissantes dans l'acte de parturition. Les faits, aujourd'hui assez nombreux, ont fait cesser toutes ces craintes, ces appréhensions, comme nous l'avons longuement démontré dans notre livre, et les 170 opérations pratiquées jusqu'à ce jour, sans accident, pour guérir des infirmités torturantes et réputées incurables, démontrent hautement l'innocuité de la méthode.

Les questions ainsi résolues n'ont plus à craindre la controverse.

*
* *

Dans le numéro du *Paris médical* du 3 mai dernier, le professeur Pajot a écrit une lettre nous concernant, que le rédacteur du journal, le docteur Fort, insérait immédiatement après le premier Paris, en la faisant précéder de ces réflexions :

« Nous recevons du savant professeur d'accouchement de la Faculté de Paris la lettre suivante, au sujet d'un article bibliographique publié par nous dans le dernier numéro sur l'ouvrage récent de M. le docteur Abeille.

« La notoriété de l'illustre professeur et l'affirmation contenue dans sa lettre donnent de la valeur à quelques-unes des réflexions que nous avons émises dans notre article.

« Parlez, cher et honoré maître, le lecteur vous écoute. »

Mon cher confrère,

« M. Abeille assure qu'il guérit les déviations utérines, et qu'il remédie, par la suite, à la stérilité des femmes qui portaient ces déviations. » J'ignore si notre confrère guérit les déviations *sans exposer les femmes à la mort*, mais j'affirme qu'il remédie certainement à la stérilité, avec d'autant plus de facilité, dans ces cas, qu'elle n'existe point.

Professeur PAJOT.

Voici notre réponse et la deuxième épître de M. Pajot, à la suite :

Puisque le professeur Pajot, dont personne n'apprécie plus que moi la science et le talent, a bien voulu descendre de sa chaire où il peut, en toute liberté et avec toute l'autorité qui s'attache à cette situation si brillamment occupée, combattre les doctrines et les tentatives qui lui paraissent erronées ou audacieuses ; puisqu'il a bien voulu écrire cette lettre dans votre journal, ce m'est un devoir de relever ce qu'elle contient sous sa forme brève et aphoristique, c'est-à-dire une insinuation et une affirmation paradoxale à mon adresse.

Je répondrai donc, avec toute la courtoisie dont je suis capable, à l'éminent professeur :

1° Quand on n'opère, comme je le fais, qu'au sein des familles, pour des affections qui ne tuent pas, et pour lesquelles par conséquent l'opération n'est pas impérieusement commandée ; qu'elle n'est décidée qu'après volonté formelle des malades, volonté qu'on pourrait facilement repousser, il faut être bien sûr et avoir toutes les preuves matérielles qu'on n'expose pas à la mort par le fait même ou les conséquences de cette opération.

J'en suis à ma 170e; la dernière a été exécutée sous les yeux et avec l'assistance d'un des amis du professeur Pajot.

2° Quant à son affirmation que je remédie certainement à la stérilité, avec d'autant plus de facilité dans ces cas, qu'elle n'existe pas, elle constitue une erreur ostensible, quelle que soit la pensée du professeur dans cette affirmation.

Agréez, monsieur et honoré confrère, l'expression de ma considération distinguée.

ABEILLE.

Réponse de M. le professeur Pajot :

Mon cher confrère :

Les deux derniers paragraphes de cette réponse en disent plus long que ma lettre.

Le premier est une théorie particulière des opérations de complaisance qui ne tuent jamais.

Je desirerais la voir soumise à la Société de chirurgie.

Le second une assertion sans preuves, ou plutôt contre des milliers de preuves, d'où il résulte clairement que je n'entends absolument rien aux questions de stérilité.

Le public appréciera.

Bien à vous,   Professeur PAJOT.

Nous avons lu quelque part et naguère, dans le *Bulletin général de thérapeutique*, sauf erreur, une lettre de ce professeur à la rédaction, qui prévenait officiellement qu'il ne reconnaissait que les opinions signées de son nom et non celles qu'on lui mettait sur le dos, ayant assez de ses erreurs personnelles sans être obligé d'endosser celles d'autrui, pour que des accoucheurs à *robe courte* ne pussent se donner le facile plaisir de le réfuter.

Nous ne savons à qui s'adressait cette boutade, ou plutôt nous le soupçonnons. A l'accoucheur à robe courte à relever le gant, s'il le juge convenable !

Avec nous, M. le professeur Pajot se trouve dans une autre

situation. Il a signé deux lettres de change. Il a voulu, en sa qualité de professeur, rendre une sentence publique à notre égard. Pour un peu, M. le professeur Pajot nous dénoncerait à la vindicte publique ! Il voudrait voir notre *Théorie des opérations de complaisance, qui ne tuent jamais,* soumise à la Société de chirurgie.

Notre théorie, qui n'est pas celle d'opérations de complaisance, mais bien celle d'opérations nécessaires pour guérir des infirmités qui ne tuent pas, mais qui torturent les malades toute leur vie et qu'on ne guérit pas malgré toutes les tentatives, fait acquis à la science ; notre théorie, disons-nous, n'a rien à craindre de quelque Société que ce soit, depuis la brillante Société de chirurgie, toute composée de membres distingués, dont quelques-uns justement célèbres, jusqu'à l'Académie des sciences, assemblage des noms les plus illustres qui ont honoré le monde par leurs travaux. (Nous renvoyons notre éminent contradicteur aux pages 80 et suiv. de notre ouvrage, où cette question est traitée à fond.)

Quand, dans une réponse toute courtoise, attardée et reléguée dans un coin du journal où il a lancé son épître à la première page, nous avons présenté au professeur le chiffre respectable de cent soixante-dix opérations par nous pratiquées sans aucun accident grave, il a imaginé une théorie d'opérations de complaisance qu'il voudrait nous faire endosser et voir soumise à la Société de chirurgie : c'est une manière comme une autre de se tirer d'embarras.

Après avoir, dans une de ses leçons, repoussé, en les stigmatisant, les pessaires, les huit de chiffres, les bilboquets, les machines indiennes, la tige de Simpson dont se servent encore nos voisins d'outre-Manche, etc., etc., avec lesquels on a prétendu guérir les déviations utérines, le savant professeur s'est écrié : « Il faut encore en revenir aujourd'hui à la maxime de Velpeau : les déviations utérines ne tuent pas, mais on ne les guérit pas. »

Or, depuis treize ans que nous poursuivons, avec la patience, l'ardeur et la ténacité qui nous caractérisent, la solution d'une question aussi importante ; depuis treize ans que, silencieusement, nous scrutons, nous recherchons, nous attendons pour

voir successivement la confirmation ou la négation des résultats, nous pouvons avoir la légitime satisfaction d'avoir résolu
le problème que M. Pajot regardait comme insoluble : voilà
tout le secret de ses épîtres passées, présentes et futures à
notre adresse.

S'il pouvait rester maintenant quelques doutes dans son
esprit, nous lui fournirions deux arguments *ad hominem*
ou irrésistibles. Une jeune dame est enceinte de cinq mois,
après avoir subi notre opération. Nous offrons de la lui faire
accoucher, pourvu qu'il ne la traite pas trop en prince de la
science. Et l'autre ! l'autre.... s'il n'est pas satisfait de celui-ci,
nous le tenons en réserve, attendant qu'il nous force, par son
incroyable incrédulité, à le révéler avec tous ses détails.

Et maintenant, le professeur Pajot peut être sûr qu'entre lui
et nous, le public aura bientôt et sainement jugé.

MALADIES DES FEMMES

QUESTION DE LA STÉRILITÉ SUBORDONNÉE DANS
CERTAINS CAS AUX DÉVIATIONS UTÉRINES

ET

DU REDRESSEMENT DE CELLES-CI PAR LA MÉTHODE
UTÉRO-VAGINALE IGNÉE

Réfutation du professeur PAJOT
par le professeur PAJOT

CONCLUSIONS RIGOUREUSES ET DÉFINITIVES

PAR LE Dr ABEILLE

Chevalier de la Légion d'honneur ; Ancien médecin de l'Hôpital du Roule ;
Deux fois lauréat de l'Institut de France ;
Deux fois lauréat de l'Académie nationale de médecine ;
Lauréat du Val-de-Grâce ;
Médaille d'or de la Société de médecine de Toulouse ;
Ancien président de la Société de médecine pratique de Paris ;
Membre des Sociétés de médecine de Bordeaux, Lyon, Toulouse, Marseille,
Dijon, etc., etc.

PARIS

IMPRIMERIE CHARLES UNSINGER

83, RUE DU BAC, 83

1877

MALADIES DES FEMMES

Paris — Typ. Ch. Unsinger, 83, rue du Bac.

MALADIES DES FEMMES

QUESTION DE LA STÉRILITÉ SUBORDONNÉE DANS CERTAINS CAS AUX DÉVIATIONS UTÉRINES

ET

DU REDRESSEMENT DE CELLES-CI PAR LA MÉTHODE UTÉRO-VAGINALE IGNÉE

Réfutation du professeur PAJOT
par le professeur PAJOT

CONCLUSIONS RIGOUREUSES ET DÉFINITIVES

PAR LE Dr ABEILLE

Chevalier de la Légion d'honneur ; Ancien médecin de l'Hôpital du Roule ;
Deux fois lauréat de l'Institut de France ;
Deux fois lauréat de l'Académie nationale de médecine ;
Lauréat du Val-de-Grâce ;
Médaille d'or de la Société de médecine de Toulouse ;
Ancien président de la Société de médecine pratique de Paris ;
Membre des Sociétés de médecine de Bordeaux, Lyon, Toulouse, Marseille,
Dijon, etc., etc.

PARIS

IMPRIMERIE CHARLES UNSINGER

83, RUE DU BAC, 83

1877

MALADIES DES FEMMES

Après avoir, dans ma précédente réponse à M. Pajot, mis
à néant, par des démonstrations d'anatomie pathologique et
par des faits cliniques, je ne dis pas ses objections, mais
ses attaques transparemment déguisées, je lui proposai l'accouchement, avec rémunération convenable, d'une jeune
femme opérée d'une antéversion et enceinte de cinq mois
(aujourd'hui de 8), consécutivement à cette opération. C'était
un moyen essentiellement pratique, non blessant pour la
femme et la famille, de mettre mon contradicteur à même de
s'édifier, au moins sur quelques points importants.

Par la même occasion, je lui promettais, au besoin, la publication d'une observation avec détails techniques et précis,
pour convaincre, une fois pour toutes, cet esprit qui n'est si
récalcitrant que parce que ce n'est pas lui qui est l'auteur de
la méthode, et que, dans certaines sphères, rien n'est bon,
rien n'est vrai que ce qui sort de leur centre de gravitation.
Silence de M. Pajot. — Le 8 septembre dernier, j'ai inséré
dans le *Courrier médical* et je reproduis ici une nouvelle
observation de fécondation et de grossesse, après opération
de déviation utérine, chez une jeune femme mariée et inféconde depuis cinq ans, en offrant à M. Pajot ce second accouchement; — deux malades similaires, offertes à quatre mois
de distance, c'est fort. Cette fois, M. Pajot répond par une
lettre que je reproduis après l'observation.

Obs. — Rétroversion, col conique, effilé — pas de grossesse depuis cinq ans de mariage ; opération par la ténotomie utéro-vaginale ignée — guérison — grossesse
onze mois après l'opération ; la grossesse est aujour-
d'hui de cinq mois révolus.

Mme de M... est âgée de vingt-trois ans, elle est d'une constitution un peu délicate ; elle est mince, svelte, un peu amai-
grie ; elle est mariée depuis cinq ans à un capitaine de l'armée.
Elle dit s'être toujours bien portée étant jeune fille. Sa mens-
truation, qui avait commencé à quatorze ans, était assez régu-
lière, mais elle était précédée de quelques troubles nerveux et
de quelques tranchées utérines. Peu de temps après son mariage
elle a commencé à souffrir dans les reins, tantôt plus, tantôt
moins. Petit à petit les souffrances se sont étendues aux fosses
iliaques pour gagner le bas-ventre, un peu avant et pendant
la période menstruelle.
Les douleurs, variables en intensité, n'ont jamais cessé
d'exister dans la région sacro-lombaire, accompagnées d'un
sentiment de pesanteur au périnée. Le repos au lit les faisait
disparaître. Celles du bas-ventre disparaissaient avec la cessa-
tion de l'écoulement des menstrues ; elles faisaient place à
une lassitude gênante dans les aînes. Par une marche un
peu prolongée cette lassitude repassait à l'état douleur, qui
s'étendait alors dans les fosses iliaques pour se confondre
avec la douleur sacro-lombaire permanente. Si bien que cette
jeune femme, ne pouvant fatiguer, s'abstenait de marcher,
restait souvent dans son appartement, assise ou couchée, et
s'étiolait. A ces phénomènes étaient venues se joindre une
constipation telle qu'il s'écoulait souvent sept à huit jours
sans garde-robes, une dyspepsie graduellement croissante
avec perte d'appétit. La malade appréhendait même de
manger. Le caractère s'assombrit, des idées noires surgirent
une morne tristesse s'empara d'elle, tristesse interrompue par
une hilarité presque folle quand il y avait un peu de mieux,
quelques moments de répit. A cette série de phénomènes
morbides vinrent s'ajouter des névralgies de toutes sortes et à

toutes directions, névralgie frontale ou fronto-pariétale surtout aux approches des règles, névralgie thoracique unilatérale plus fréquente à gauche, rachialgie constante, tellement exagérée qu'en passant le doigt, même légèrement, sur la colonne vertébrale, de haut en bas, on déterminait de brusques secousses dans tout le corps.

Depuis l'apparition de tous ces accidents et surtout depuis que la constitution générale s'est détériorée, cette jeune femme est souvent prise de rhume. En 1875, au mois de janvier, elle venait me consulter pour une bronchite contractée depuis un mois et qui persistait malgré tous les soins reçus jusque-là. C'est à ce premier examen que je pus avoir tout ce commémoratif que je viens d'établir et qui me laissa la persuasion qu'il y avait une déviation utérine en sous-ordre.

Le poumon gauche était le siége d'une induration révélée à la percussion et à l'auscultation. Cette induration paraissait être de fraîche date, puisque la malade avait eu un frisson depuis trois jours et qu'elle avait une fièvre assez intense depuis ce moment, ce qui ne lui était pas arrivé depuis l'origine de sa bronchite.

L'ensemble de cette constitution détériorée, les accidents aigus récemment apparus dans le poumon me firent craindre une explosion de tubercules, sans avoir d'autres signes caractéristiques que ceux énumérés.

Je traitai donc la malade à ce point de vue pendant six mois, avec des alternatives d'amélioration et de recrudescence.

Le 30 juillet 1875, tout accident du côté de la poitrine ayant disparu, la jeune malade ayant repris des forces, mais tous les autres phénomènes subjectifs à la prétendue déviation persistant sans exception, elle dut se soumettre à une exploration directe. Elle se décida, en effet, dans l'espoir que je pourrais la débarrasser de tous ces phénomènes morbides qui, suivant moi, étaient sous la dépendance d'une déviation utérine, et qu'une fois guérie elle pourrait peut-être avoir un enfant.

A l'examen direct avec le doigt, je pus constater de suite une rétroversion avec léger prolapsus et invagination; une longueur anormale, avec effilement, de la partie sous-vaginale du col qui est rétrofléchi et s'applique sur la symphyse pubienne. L'examen au spéculum confirme ces données ; au champ du spéculum il ne se présente que la moitié de la partie postérieure du globe abaissé avec le repli vaginal du cul-de-sac de Douglas et la partie correspondante du col incurvée en avant en haut, dont l'ouverture externe reste invisible, située qu'elle est au-dessus du rebord supérieur de l'instrument. Il faut beaucoup de manœuvres de refoulement, d'inclinaison à droite et à gauche du spéculum, avec mouvement de rotation, pour finir par faire engager le museau de tanche.

Une large érosion existe sur toute la surface du museau de tanche ; celui-ci est effilé, la lèvre antérieure un peu proéminente, la lèvre postérieure semblant usée un peu en biseau, ce biseau se poursuivant à la base de la lèvre antérieure relevée en haut. L'ouverture cervicale externe petite, circulaire, est de la dimension d'une grosse tête d'épingle ; du reste, pas de leucorrhée, mais une grande sensibilité accusée dans toutes ces manœuvres, sensibilité due à un certain degré de vaginisme. A partir de ce moment j'étais pleinement édifié sur la valeur de tous les phénomènes auxquels était sujette cette malade et sur la cause possible de sa stérilité, puisqu'elle ovulait régulièrement et que le mari, encore jeune, jouissait de toutes les qualités de fécondateur. Je la soumis préalablement à un traitement général reconstituant, et à quelques agents susceptibles de modifier la dyspepsie et la constipation. Ce dernier traitement a été continué trois mois. Le seul bénéfice obtenu c'est l'entretien de la liberté du ventre au moyen de l'huile de ricin à la dose de 8 grammes trois matins de suite, tous les trois jours, et une diminution assez accusée de la dyspepsie, ce qui a permis à la malade, en récupérant l'appétit, de récupérer aussi un peu de force.

Le 25 novembre, la malade désirant vivement être guérie de sa rétroversion et de tous les accidents dont elle est le point de départ, demande à être opérée. Elle a été, ainsi que son mari, parfaitement édifiée par moi sur les conséquences de son infirmité qui ne la tuera jamais, à moins de complication ultérieure, mais qui la laisserait dans cet état de souffrances incessantes et indéfinies ; 2° sur les ressources de certains pessaires, notamment celui de Hogde, pour la sou-

lager sans probabilité grande de guérison, vu l'ancienneté
de la rétroversion avec complication de rétroflexion du col.
En présence de ces déclarations, femme et mari réclament
l'opération, qui peut et doit entraîner une guérison radicale,
sans accident à craindre à la suite, et qui peut placer la
femme dans de meilleures conditions pour être fécondée.

Le 29, l'opération est pratiquée. Comme nous le faisons régulièrement, une fois le déplissement du vagin opéré par refoulement en arrière en haut du cul-de-sac postérieur au moyen
du spéculum introduit, nous nous assurons de la position de
la face postérieure du globe un peu relevé par le refoulement.
On perçoit alors très-distinctement la jonction du col et du
globe sur cette face, le museau de tanche restant au-dessus
du champ de l'instrument. A 1 centimètre environ au-dessus
de cette jonction est pratiquée notre première incision transverse qui devra souder sur ce point, après chute de l'eschare
et cicatrisation, la paroi du cul-de-sac postérieur, remontée, et
la maintenir ultérieurement à ce niveau. Sur chaque angle de
cette première incision nous pratiquons, avec des ténotomes à
lames courbes sur plat, en dehors et dedans, sur tige à col de
cygne incurvée dans le même sens, deux incisions obliques de
dedans en dehors, l'une allant de dedans en dehors en arrière,
l'autre de dedans en dehors en avant, plus profondes sur l'utérus, plus superficielles sur les parois vaginales ; total, quatre,
qui, après cicatrisation, seront des cordes tendues pour maintenir plus rigides les piliers antérieur et postérieur du vagin
en donnant plus de solidité et d'étroitesse à la voûte ; tel est le
premier temps de l'opération. Dans le second temps, après
avoir amené la lèvre postérieure du museau de tanche au-
dessous du rebord supérieur de l'instrument et avoir découvert
exactement toute la face postérieure du col, je pratique un
peu au-dessous de la jonction de celui-ci avec le globe (5 mil-
limètres) une seconde incision transverse ; puis à 1 centimètre
et demi en avant de celle-ci la troisième et dernière incision
tranverse. Alors avec des ténotomes courbes sur plat, à col
de cygne, je pratique deux incisions semi-elliptiques dans le
sens de la longueur, qui partant de l'incision transverse supérieure viennent aboutir, en se joignant, à la transverse infé-

rieure en passant sur la transverse moyenne. Au milieu de ces incisions elliptiques est pratiquée ensuite une incision longitudinale, allant de l'incision transverse inférieure à la supérieure, en passant sur la moyenne ; cela fait, avec un ténotome à truelle, acéré à la pointe, j'abrase sur cette incision longitudinale, en embrassant l'espace entre les elliptiques.

Dans un troisième temps et le dernier, le museau de tanche est ramené au champ du spéculum. La lèvre antérieure proémine en bec de flûte ; je fais avec le sécateur la résection de la partie saillante, puis avec le cautère à marteau appliqué sur la surface externe du museau de tanche, je fais disparaître l'érosion et égalise les deux lèvres. L'opération est terminée. Un linge imbibé d'huile est porté sur le col et laissé à demeure pendant quatre heures ; glace sur le bas-ventre au moyen de boyaux préparés nuit et jour pendant trois jours. Injections de lavage, trois fois par jour, jusqu'à la chute des escarres. Puis pansements d'usage, et injections détersives tous les jours.

Cinquante-trois jours après, la malade était complétement guérie de la rétroversion et des troubles fonctionnels locaux et généraux. Elle avait repris des forces et un degré d'embonpoint.

Dans le courant de 1876, elle était atteinte de rhumatisme articulaire aigu avec tendance à la généralisation et compliqué, à un moment, d'un commencement d'endocardite. Je lui donnai des soins pendant un mois environ. Elle se rétablit complétement et je la perdis de vue.

Le 20 juillet dernier, Mme de M... vient me voir. Je la trouve transformée, avec l'apparence d'une santé florissante, la taille élargie. Elle vient me demander si elle pourra, sans inconvénient aller au bord de la mer, non pour prendre des bains, mais pour y respirer l'air, en m'annonçant qu'elle est dans son cinquième mois de grossesse. Je réponds d'une manière affirmative, et le lendemain elle se met en route, non pour les bords de la mer, mais pour sa campagne.

Voilà un nouveau cas de stérilité ou infécondité de cinq ans de date, subordonnée à une rétroversion avec rétroflexion. Onze mois après la guérison de l'affection utérine, et après

avoir subi les atteintes d'un rhumatisme grave, la malade est
fécondée et l'évolution du gravidisme au cinquième mois se
poursuit régulièrement. Cette observation est inédite (1).

Nous offrons encore cette malade au professeur Pajot, pour
son accouchement, c'est la deuxième. M. Pajot ne nous a point
répondu au sujet de la première. Refuserait-il de s'assurer *de
visu*: 1º Que notre opération est inoffensive; 2º Qu'elle guérit
radicalement les déviations; 3º Qu'elle n'apporte aucune entrave ultérieure aux fonctions génésiques de la femme; 4º Que
quand l'infécondité ou stérilité temporaire est subordonnée aux
déviations extrêmes ou aux complications dont elles s'accompagnent, l'opération met la femme en position d'être fécondée
en faisant disparaître déviations et complications; 5º Enfin,
que quand la femme est fécondée, les suites de l'opération ne
mettent aucune entrave à l'évolution du gravidisme et à l'acte
de parturition, ce qui résulte de tous les cas analogues qu'il
nous a été permis d'observer?

S'il refuse, c'est qu'il se trouve convaincu; s'il accepte, c'est
qu'il tiendra à cœur, en sa qualité de professeur, de s'éclairer
d'une manière absolue et sur la réalité de nos observations et
sur la sincérité des faits que nous avançons, ce dont il a semblé
vouloir douter.

1. Voici une lettre du mari en réponse à quelques questions que je lui
ai adressées :

Montargis, 13 août 1877.

Monsieur, en réponse à la lettre que vous avez bien voulu m'écrire, je
me hâte d'aborder les trois questions que vous m'avez posées:
1º Je suis marié depuis cinq ans;
2º L'opération pratiquée par vous date de novembre 1875 et la con-
ception de mars 1877;
3º Ma femme est âgée de vingt-deux ans et demi.
Permettez-moi, Monsieur, de profiter de l'occasion qui m'est offerte,
de vous remercier des bons soins que vous avez donnés à ma femme, et
de vous féliciter du résultat obtenu par vous, quant à la transformation
de cette nature délicate.
Ma femme et moi, nous nous réunissons pour vous offrir nos meil-
leurs sentiments de respect et de gratitude.

De M...

Voici la réponse de l'aimable professeur, réponse ridicule sur un point, faible et maladroite sur les autres, ainsi que cela va être irrésistiblement démontré, et qui prouve une seule chose, c'est que si l'un de nous se dérobe, c'est lui, M. Pajot, l'agresseur.

« M. Abeille veut absolument faire de moi son compère. Je me refuse à ce rôle.

« Il se dérobe à ma proposition de soumettre ses malades et ses prétendues guérisons, soit *à trois professeurs chirurgiens*, soit *à la Société de chirurgie*

« Cela suffit.

« Veuillez agréer... « Professeur PAJOT. »

Je croyais, après mes réponses aux deux premières lettres du professeur, réponses faites dans les numéros du *Courrier médical* des 25 et 30 juin dernier, et que je m'étais efforcé de rendre le plus courtoises possible, que notre confrère se trouverait dûment satisfait, car il prenait le public pour juge entre lui et moi.

Il n'en est rien. Il vient de lancer encore dans la *Gazette obstétricale* du 5 août 1877 une petite épître, invariablement signée : Professeur Pajot,

C'est à l'occasion d'un article critique par le docteur Thorens, ancien interne des hôpitaux de Paris, sur ma méthode de redressement des déviations utérines, inséré dans la même *Gazette* du 5 juillet dernier, qu'a paru l'épître. Elle contient une transposition calculée et deux petites malices sous forme de dilemme. La voici :

A Monsieur le docteur Dupuy, rédacteur en chef de la *Gazette obstétricale*.

« Mon cher confrère,

« Croire à la possibilité de la fécondation, avec une déviation utérine *est une erreur ostensible*, selon M. le docteur Abeille.

« Or, je lis dans le numéro dernier de la *Gazette obstétri-*

cale : Une malade même a été opérée au début d'une grossesse ignorée, qui n'a pas été entravée dans son cours et qui
s'est terminée par un accouchement à terme. »

Il faudrait pourtant s'entendre.

« Cette femme avait une déviation ou bien elle n'en avait
pas. Si elle en avait une, comment a-t elle pu devenir
enceinte ? Si elle n'en avait pas, de quoi a-t-elle été opérée ?

« Tout à vous.

« Professeur PAJOT. »

La même lettre, mais alors terminée par une proposition,
était adressée au *Paris-Médical* du 2 août, et l'on avait soin,
dans ce journal, de clore la discussion d'office, en renvoyant,
sans avoir entendu ma réplique, l'ouverture nouvelle du débat,
après le temps assigné par M. Pajot, qui se posait ainsi en
vainqueur bouche close. La commodité de ce procédé ne sur-
prendra personne.

Mais comme j'ai prévenu l'aimable professeur que sa signa-
ture, en ce qui me concerne, constituerait toujours une lettre
de change à mon adresse, je veux faire honneur à celle ci en
adaptant régulièrement et correctement ma réponse aux parties, respectivement contenues dans les deux journaux, de cette
lettre bizautée.

L'aimable professeur tranche en peu de mots et sans faits
à l'appui les questions de la plus haute importance. Comme
sa parole, tombant du haut de la chaire dans la presse, a nécessairement une séduction et produit un certain mirage, force
m'est de ne rien négliger pour déchirer le voile et faire la
lumière vraie. Je commence par la réponse adressée à la
Gazette obstétricale du 20 septembre, à tout seigneur tout
honneur.

Voyons la transposition calculée. M. Pajot s'était permis
d'écrire (sa plume le démangeait ce jour-là) : « J'affirme que
M. Abeille remédie certainement à la stérilité avec d'autant
plus de facilité, dans ces cas, qu'elle n'existe pas. » Je rele-
vai cette assertion en lui répondant qu'il commettait une erreur
ostensible (1).

(1) Première lettre de M. Pajot dans *Paris médical*, première réponse
de ma part.

Aujourd'hui il voudrait persuader aux lecteurs de la *Gazette obstétricale* que j'ai dit que c'est une erreur ostensible de croire à la possibilité de la fécondation avec une déviation. Pas possible, très-cher professeur ! Cette transposition vous permettait d'asseoir votre dilemme dans les deux autres phrases de votre lettre. Je ne puis laisser passer pareil subterfuge. Mais comme je n'avance jamais rien que je ne prouve, je veux vous démontrer, une fois pour toutes, que transposition et conséquences, vinssent-elles d'un professeur d'accouchements et de maladies des femmes, ne m'émeuvent guère, et que je peux en faire table rase avec la plus grande évidence.

Entre nous deux, celui qui croit le moins à la possibilité de la fécondation avec une déviation, c'est vous. Moi, j'ai défini dans les pages 165 à 175 et dans les pages 19 et 29 de mon livre sur les maladies chroniques de l'utérus (2º édition), les cas où l'impossibilité absolue paraît démontrée, et ils sont assez nombreux ; quant aux autres, je crois pleinement et avec raison à la possibilité de la fécondation (1). — Preuves :

1º Le professeur Pajot dit : « S'il est vrai que chez des fem-
« mes qui ne présentent d'ailleurs aucune autre cause appa-
« rente, la déviation utérine ait paru souvent expliquer la sté-
« rilité, il n'en est pas moins vrai que sans pessaire, sans
« redresseur, sans éponges ni sachet, il y a possibilité de
« fécondation.

« Les déviations, les inflexions extrêmes, les fausses routes
« vaginales, ne sont pas des obstacles absolus à la féconda-
« tion, si *d'ailleurs la femme est bien réglée, bien portante,
« et sans lésions aucunes de l'utérus.* » (Reproduction textuelle des leçons de M. Pajot, page 45 de mon livre.)

Moi, j'ajoute de suite à la même page :

« Cette proposition est exactement vraie, mais l'obstacle relatif n'en existe pas moins. » Donc, cher et aimable professeur, M. Abeille qui se range à votre avis sur la possibilité de

---

(1) *Traitement des maladies chroniques de l'utérus.* — Guérison radicale des déviations et inflexions par une nouvelle méthode exempte de tout danger. 1 vol. in-8 de 550 pages avec figures. Prix : 10 fr.

la fécondation dans les cas de déviation tels que vous les avez définis, ne considère pas comme une erreur ostensible de croire à cette possibilité. » Voilà un premier fait bien établi ; ne trichez pas. Mais, vous l'avez dit vous-même, il faut que la femme soit bien *portante,* bien *réglée,* et *sans autres lésions de l'utérus.* Donc toute lésion qui apporte un obstacle à l'ascension des spermatozoaires, à leur contact avec l'ovule pour le féconder, tels que : engorgements de toute sorte, tuméfactions ou tumeurs de toute nature qui rétrécissent le conduit cervico-utérin sur un point ; les angulations trop aiguës de ce canal par suite d'inflexions extrêmes, en un mot, toute atrésie dudit canal sur n'importe quel point, par quelque cause et quelque mécanisme que ce soit, constituent, d'après vous, un obstacle absolu à la fécondation. Toute lésion, toute maladie qui empêche l'ovulation normale ; toute altération profonde portée à la santé, — et les déviations utérines ne jouent pas un mince rôle dans ce sens, — peuvent être également un obstacle momentané, mais absolu à la fécondation. Est-ce assez clair, et ne mettez-vous pas même plus d'exigence que moi à la possibilité de la fécondation avec une déviation utérine ?

Et toute cette série de déviations avec col conique et rétrécissement du méat, consécutives à cette malformation presque toujours congénitale, quelquefois acquise, et où les troubles fonctionnels sont si graves, si tenaces, n'est-elle pas suivie d'infécondité absolue, rémédiable souvent, irrémédiable parfois ?

M. Pajot est par dessus tout et avant tout l'homme des contradictions, l'homme qui émet un principe, avance un fait pour les détruire ou les combattre immédiatement après par une démonstration ou un fait contraires. On croirait peut-être que je le calomnie. A la même page 45 et 46 de mon livre, (je cite toujours d'après sa leçon écrite) le professeur Pajot dit : « le meilleur moyen de redressement des déviations est la grossesse. » J'ajoute, moi : « Mais il faut que la femme puisse être fécondée. » D'après son observation personnelle « l'antéversion ou rétroversion, comme les inflexions disparaissent après les couches. » Bon ! on se croit bien édifié par la parole de ce maître et on compte comme lui que la grossesse est le meilleur moyen de guérir les déviations.

Patatras ! quelques lignes plus loin ce maître se charge lui-même de vous tirer de l'illusion et il se contredit avec la plus naïve candeur, car il ajoute : « Seulement si l'on examine la même femme un an après l'accouchement (il aurait pu dire aussi bien six mois) on retrouve la même direction vicieuse de l'utérus. » Si l'on retrouve l'organe dans la même direction vicieuse, c'est que la déviation n'a pas été guérie, c'est indiscutable. Et voilà comment la grossesse est, d'après cet éminent professeur, le meilleur moyen de guérir les déviations. Après cela il faut tirer l'échelle, n'est-ce pas ?

Et maintenant le lecteur saura à quoi s'en tenir sur le terrible dilemme que prétendait avoir posé M. Pajot.

Telle a été notre réponse simple, courtoise, et de la dernière logique à la lettre que M. Pajot a fait insérer dans la *Gazette obstétricale* à notre adresse.

Mais, comme nous l'avons dit plus haut, il adressait en même temps au *Paris médical*, et cela sans nécessité, puisqu'il est pourvu d'une chaire officielle où il peut débiter, sans crainte d'être contredit, tout ce qui lui passe par la tête, la même lettre qu'il terminait, cette fois, par une proposition qui ne nous gêne guère, mais dont l'outrecuidance n'a d'égale que l'opinion superbe qu'il a de sa personne.

Nous reproduisons ici cette proposition et la réponse faite par nous dans le *Courrier médical* (15 sept.) : « Pour clore le débat sur la valeur des opérations de M. Abeille, voici ce que je propose : une anté ou rétroflexion sera constatée par MM. Gosselin, Richet et Trélat, professeurs de chirurgie à la Faculté.

« M. Abeille opérera et traitera la malade comme il l'entendra.

« Un an après, la malade sera examinée de nouveau par mes trois collègues, et je m'engage à publier le résultat de l'examen en tête des *Annales de gynécologie* et dans votre journal si vous y consentez. »

Après cette proposition, le *Paris médical* déclare que la discussion est close et qu'elle ne sera rouverte que dans un an. C'est à merveille pour se donner gain de cause chez soi en fermant sa porte. Mais, M. Pajot, quel compte tenez-vous des vingt mille médecins de France et de Navarre ? Les tenez-

vous pour vingt mille moutons de Panurge, que vous vouliez
rétrécir ainsi un débat que vous avez ouvert spontanément
pour lancer contre moi la défiance d'abord, l'ironie ensuite et
l'accusation déguisée, mais transparente, enfin? publier dans
les *Annales de gynécologie* et dans le *Paris-médical* le résultat après un an ! Peuh !

Désigner vous-même les trois juges du camp, fi ! ceci n'est
pas digne de vous, et cela ne saurait satisfaire ma légitime
ambition. D'ailleurs les enjeux sont un peu trop fortement
inégaux. Décidément, votre taille n'est pas au niveau de vos
prétentions.

Dans une pareille question, il ne faut pas laisser soupçonner
qu'on veut mettre la lumière sous le boisseau. Je crains fort
que vous n'ayez voulu vous faire un rempart de cette grande
épreuve pour vous y abriter en désertant.

Mais non, cher et aimable professeur, je ne veux pas vous
permettre cela. Vous m'avez attaqué à votre manière, oubliant
que l'enseignement est libre et que vous avez devant vous
professeur officiel, un praticien professant par démonstration
sur faits cliniques et par ses écrits. Puisque vous ne vous en
rapportez plus au public médical que vous aviez d'abord
pris pour juge entre vous et moi, permettez d'abord que je
vous ramène devant ce grand souverain, et que je réponde ensuite à votre proposition par une autre proposition beaucoup
plus ample pour la science, plus équitable pour les deux
adversaires et dont la solution aura au moins un cachet
d'impartialité d'autant plus nécessaire que la science est pour
tout le monde. Pour clore, comme vous, le débat, je vais la
formuler plus bas.

Nous avons, malheureusement pour vous, le souvenir des
débats si retentissants qui eurent lieu entre les plus vaillants
des lutteurs, MM. Jules Guérin et Malgaigne, débats qui se
terminèrent devant les tribunaux tout à l'avantage du premier,
lequel continua à avoir longtemps ensuite les rieurs de son côté
dans les luttes académiques et dans la presse, mais qui y per-
dit le plus beau de son temps, car il n'était pas de l'Ecole.

Nous n'avons ni le talent, ni la position de notre éminent
confrère et ami qui siège sur les bancs des immortels à l'Aca-

2

démie ; mais, mieux avisé par une expérience qui lui faisait défaut en ces temps-là, nous voulons , en tout et partout, établir, autant que possible, egalité de partie dans la lutte que vous avez engagée, afin d'éviter le dénouement, tout glorieux qu'il est, de notre ami Jules Guérin.

Cependant, comme ces trois professeurs que vous choisissez sont hommes de progrès surtout, et qu'à ce titre ils me sont fortement sympathiques, je me ferai un plaisir de les rendre tour à tour témoins d'un cas et plus s'ils le désirent.

Voici la proposition :

Nous passerons une acte, en bonne et due forme, dans lequel nous prendrons des engagements réciproques, sérieux et non plaisantins.

Deux professeurs seront tirés au sort, l'un parmi les Français, les trois de votre choix, l'autre parmi trois professeurs étrangers que je désignerai, car la science est cosmopolite.

A côté de ces deux professeurs siégeront deux grands praticiens en renom, car j'estime les grands praticiens à l'égal des professeurs, sinon mieux. Ces deux praticiens seront également tirés au sort et dans les mêmes nuances et conditions. Jusque-là, vous le voyez, la partie sera égale.

Moi, je m'engagerai à opérer une anté ou rétroflexion, même extrême si vous le désirez, semblable à celle que j'ai opérée le 10 courant en présence de plusieurs confrères et dont, niais que j'étais, puisque je n'ai eu connaissance de votre proposition dans le *Paris médical* que le 14, j'ai voulu vous rendre témoin, pour votre édification personnelle et absolue, en vous adressant, le 9 au matin, la prière la plus simple et la plus polie, d'y assister, prière à laquelle vous avez répondu le 10 au matin, par la lettre que l'on lira plus loin.

Vous, vous vous engagerez, dans le cas où l'épreuve sera décisive en ma faveur, à m'écrire une lettre dans laquelle vous déclarerez tout simplement que vous m'avez attaqué injustement dans cette grande question qui nous occupe. Vous voyez que s'il y a quelque désavantage dans les enjeux, ce ne peut être qu'à mon détriment.

Voici maintenant l'observation avec détails précis à laquelle j'ai fait allusion au commencement et dont, dès ma première réponse, je vous annonçais la publication prochaine.

OBSERVATION — ANTÉVERSION ANCIENNE, OBLIQUE GAUCHE, AVEC COL CONIQUE — DIAMÈTRE LONGITUDINAL DE LA CAVITÉ CERVICO-UTÉRINE, SIX CENTIMÈTRES ET DEMI — OPÉRATION EN PRÉSENCE ET AVEC L'ASSISTANCE DU DOCTEUR CORDES, PROFESSEUR LIBRE DE GYNÉCOLOGIE A GENÈVE ET TRADUCTEUR DU LIVRE DE BARNES — GUÉRISON PAR LA TÉNOTOMIE UTÉRO-VAGINALE IGNÉE (1).

Mme X.... a vingt-cinq ans; sa constitution générale est bonne. Mariée depuis six ans, réglée à 15 ans, elle avait quelques coliques de bas-ventre au commencement des règles, qui, du reste, venaient régulièrement, mais peu abondantes. Elles duraient trois à quatre jours. Cela a été ainsi jusqu'au mariage. Six semaines après le mariage, suppression des règles qui fait croire à une grossesse. Cette suppression dure six semaines, puis surviennent des douleurs violentes comme pour accoucher; le sang apparaît avec une grande abondance et continue à couler quinze jours. A mesure que le sang coulait les douleurs diminuaient. Malgré l'examen le plus minutieux on n'a jamais vu que du sang caillebotté ou des caillots. — Au bout de ces quinze jours ont surgi des douleurs très-vives dans le bas-ventre et dans les reins, sans vomissements. Ces douleurs étaient calmées par des cataplasmes ou des applications chaudes. A la suite, perte d'appétit. Ces douleurs paraissent avoir duré deux à trois mois en diminuant graduellement, puis les époques sont revenues assez régulièrement, mais constituant des ménorrhagies de cinq à six jours de durée. — A ces ménorrhagies succédaient des flueurs blanches en abondance. Depuis

1. Paris, 16 septembre 1877. J'autorise par la présente M. le docteur Abeille à publier dans les journaux de médecine l'observation de l'opération d'antéversion qu'il a pratiquée à ma femme, antéversion dont elle souffrait depuis six ans envers et contre tous les traitements employés jusque-là et dont M. le docteur Abeille l'a guérie.

Signé : D.

ce moment la santé ne s'est jamais plus rétablie. A partir de
ce moment aussi sont survenues de la dyspepsie, des envies
de vomir, des névralgies sacro-lombaires ou sacro-dorsales,
des palpitations, des névralgies corono-occipitales. Il est resté
des douleurs vaginales et de la faiblesse à la marche, entravée
déjà par une chaleur anormale dans le vagin, et des envies
fréquentes d'uriner. Souvent la malade se tenait incurvée
en avant, appuyant ses mains sur son ventre pour se
soulager. Depuis la suppression suivie d'hémorragie, la
malade n'a jamais cessé de se faire soigner tantôt par un
médecin, tantôt par un autre. Entre autres, un chirurgien d'hôpital lui a donné quelques soins et a cautérisé plusieurs fois
l'utérus avec le nitrate d'argent. Le mari de la malade partant
pour Constantinople en 1872 (sur la fin), la femme demanda
au chirurgien si elle pourrait entreprendre le voyage sans
craindre d'aller plus mal. Ce à quoi il aurait été répondu qu'elle
pouvait partir et qu'elle trouverait à Constantinople le docteur
Z.... qui serait très-capable pour la soigner.

Mme X..., partie à Constantinople, y reste trois ans. Soignée
d'abord par le docteur Z...., elle entre plus tard à l'hôpital
où elle ne fait qu'un court séjour. Elle s'est confiée ensuite
à un autre docteur, un Grec, Pl...... Fatiguée de l'inu-
tilité de tout ce qui a été fait jusque-là, elle se met entre les
mains d'une matrone anglaise qui lui promet naturellement
la guérison. Elle reste deux mois chez cette matrone sans être
plus avancée. Rentrée en France au bout de trois ans, elle se
trouve plus malade qu'auparavant.

Depuis son retour elle a été, quinze mois durant, chez le
docteur F..., sans aboutir, en fin de compte, à un meilleur
résultat, malgré le repos presque absolu, les injections, les
cautérisations fréquentes au nitrate d'argent.

Alors ayant entendu parler d'un autre confrère qui tient
une clinique pour les maladies des femmes assisté de quelques
élèves et de sages-femmes, elle s'adresse à lui et va à sa clinique pendant trois mois. Ce confrère reconnut quelque chose
de particulier, un fait exceptionnel qu'il signalait à l'attention
de son auditoire. La malade ne peut rendre les expressions
dont il se servit pour désigner cette particularité. Toujours

est-il que ce confrère est le premier qui ait exercé le cathétérisme en faisant diverses autres manœuvres, au dire de la malade, et le faisant suivre quelques fois de cautérisations au nitrate d'argent.

Après trois mois de patience pendant lesquels elle allait une ou deux fois par semaine à la clinique, Mme X.... ne trouvant pas de changement notable à sa position, quoiqu'elle eût perçu un peu d'amélioration au commencement du traitement, renonça à faire quoi que ce fut et se résigna à sa malheureuse position, qui ne lui permettait aucun travail un peu assidu et qui la mettait dans l'impossibité d'exécuter une course un peu longue.

C'est alors que quelqu'un l'engagea à s'adresser à M. Pajot, professeur d'accouchements et des maladies des femmes, à la Faculté de médecine, en lui assurant que ce professeur lui dirait nettement ce qu'elle avait à la matrice et la guérirait, à coup sûr, s'il y avait guérison possible.

Donc, Mme X... se présentait à la consultation. Le professeur fit une exploration minutieuse et prolongée avec le doigt, la malade étant horizontalement couchée. Après cet examen, il aurait déclaré, au dire de la malade, qu'elle était atteinte d'une métrite chronique en voie de guérison (1).

Voici, du reste, textuellement la prescription du professeur :
« Quatre injections par jour, le matin, à midi, à quatre heures,
« et en se couchant, avec la décoction de guimauve tiède,
« avec une canule en arrosoir.

« On fera ces injections pendant huit jours. Puis on les
« fera ensuite pendant un mois avec l'infusion de sureau légè-
« rement tiède.

« Après un mois de ces dernières, la malade en fera une
« seule le soir, en se couchant, avec du vin de Bordeaux
« sucré, et chaque matin une irrigation de deux litres d'eau un
« peu tiède.

« Pendant les chaleurs, bain de rivière pendant cinq minutes,
« avec les précautions habituelles contre le froid et le chaud.

---

1. Relation faite par Mme X...., et une dame qui l'accompagnait et assistait à la consultation.

« Abstinence de café noir, thé, vin blanc, liqueurs, épices.

« S'abstenir de fatigues, à pied, en voiture, et surtout de
« toute excitation sexuelle au moins six semaines après la
« guérison et pendant tout le traitement ; elles sont dange-
« reuses.

« Cesser tout traitement, deux à trois jours avant, pendant,
« et deux à trois jours après les règles.

« Aller tous les jours à la selle avec un lavement tiède et à la
« même heure. »

Signé : professeur PAJOT.

En présence d'un pareil traitement qui n'était guère que le
renouvellement (à part les cautérisations et le cathétérisme
exécutés par d'autres) de tout ce qui lui avait été prescrit depuis sept ans, tant en France qu'à Constantinople, sans résultat notable, cette jeune femme désespéra complétement de son
retour possible à la santé et résolut de ne plus absolument
rien faire.

Sur ces entrefaites, une de ses amies voulant tenter un dernier effort pour relever son courage et la décider à essayer
encore quelques moyens, la pria de venir me voir, et, pour
emporter d'assaut la décision, l'engagea à venir avec elle le
lendemain. Elle connaissait deux de mes opérées qui
sont complétement guéries et elle voulait que son amie se fît
examiner pour voir s'il n'y aurait pas quelque opération ana-
logue à faire pour la débarrasser.

Le 27 mai dernier, elle amena donc Mme X... Après examen direct avec le doigt dans toutes les positions, et après
examen au spéculum, je constatai une antéversion oblique
gauche, compliquée de col conique. Je pus avec une toute
fine bougie en baleine à tête olivaire, exercer le cathétérisme, et après bien des efforts et de la patience faire arriver
la bougie dans le fond de la cavité utérine. La longueur
du canal cervico-utérin mesurait six centimètres et demi.
Cette bougie se trouvait coudée après extraction, à trois centimètres, c'est-à-dire à peu près au niveau de l'ouverture
cervicale interne ; il y avait donc là une courbe, un coude de
la part du conduit ; et, pour ne pas commettre de méprise,

après le cathétérisme avec ma très-fine bougie en baleine qui est rigide, j'exerçai le cathétérisme avec une bougie molle semblable à celle en baleine.

Dans le second cathétérisme, j'obtins les mêmes dimensions dans le diamètre longitudinal, mais la courbure de la bougie resta plus accusée après son retrait.

Le museau de tanche, plus long que d'habitude, se présentait sous la forme assez exacte du gland d'un pénis de moyen développement, coiffé d'un léger repli vaginal figurant assez bien le repli prépucial de la base du gland décalotté, et un peu aplati d'avant en arrière.

J'assurai à cette femme désespérée et prête à se soumettre à toutes les opérations pour guérir, que je pourrais probablement la guérir sans lui faire courir de danger. Dès lors, l'opération fut arrêtée et fixée au troisième jour après les règles qui étaient imminentes.

Entre temps, un confrère se présente à moi pour me demander quelques renseignements sur mon procédé opératoire qu'il ne comprenait pas absolument bien.

C'était le docteur Cordes, professeur libre de gynécologie à Genève, et traducteur du livre de Barnes.

Je me fis un vrai plaisir de lui donner les explications, et de lui faire les démonstrations, un spéculum à la main avec utérus artificiel introduit.

Il se trouvait pleinement satisfait et ce qu'il ne comprenait pas auparavant, lui parut chose de facile exécution.

Me ravisant par ressouvenance, je lui dis que j'opérerais probablement, sous peu, une jeune femme et lui proposai, si cela pouvait lui être agréable, de le faire assister à l'opération, ce qu'il accepta avec autant de plaisir que de reconnaissance.

Comme il allait passer quelques jours chez sa sœur qui habite Saint-Germain-en-Laye, il me laissa sa carte avec sa nouvelle adresse pour que je pusse le prévenir la veille. La veille de l'opération j'écrivis à notre confrère M. Cordes, qui se trouva le 31 mai, à quatre heures, dans mon cabinet avec la malade. Avant d'opérer et sans rien lui dire, je le priai d'examiner lui-même Mme X... et de me donner son diagnostic. Voici

celui qu'il formula de suite : antéversion oblique gauche.
Après l'examen digital de notre confrère, je fis placer la malade
sur le fauteuil à opération et, après introduction du spéculum,
je le priai d'examiner et de me dire le résultat de son examen
visuel. Il constata un col conique à forme de gland d'un pénis.
Je mesurai alors à nouveau, devant lui, le diamètre longitudinal du canal utéro-cervical qui donna encore 6 centimètres
et demi avec coudure de la bougie exploratrice. Je fixai alors
trois cathéters métalliques à curseur à 6 centimètres.

Le docteur Cordes voulut bien se prêter avec une extrême
gracieuseté à l'office d'aide, pour faire chauffer les instruments et me les présenter à ma demande. Il suivait exactement, par ce moyen, ma manière de procéder et d'exécuter
toutes les sections qui paraissent si embarassantes à ceux qui
n'ont jamais vu, et se rendait parfaitement compte de l'effet de
ces sections pour amener le redressement de l'utérus.

Je commençai par opérer l'antéversion.

Après refoulement du cul-de-sac vaginal antérieur et du
ligament utéro-vésical à l'aide du spéculum, l'incision transverse
supérieure est pratiquée un peu au-dessus de l'union du col
avec le globe. Sur chaque angle de cette incision je fais une
incision dirigée obliquement en dehors et en arrière, plus profonde sur l'utérus, moins sur le vagin ; puis deux autres
incisions transverses à 1 centimètre au-dessous de la supérieure et éloignées l'une de l'autre de 1 centimètre environ,
sont exécutées. Deux incisions semi-elliptiques se rejoignant par
leurs extrémités sur les incisions transverses supérieure et inférieure, et une légère abrasion de tissus entre ces deux semi-
elliptiques terminent l'opération de l'antéversion avec col
conique.

L'incision transverse supérieure est destinée à fixer à 1 centimètre plus haut, sur l'utérus, la paroi antérieure du vagin et à
maintenir refoulé en haut le ligament utéro-vésical par diérèse
ignée. Les incisions transverses inférieures, les semi-elliptiques
en dégorgeant le col, doivent, par suite de rétractions cicatri-
cielles, redresser celui-ci sur le globe et retrécir longitudinale-
ment la face antérieure du museau de tanche aplati ovalaire-
ment comme le gland d'un pénis. Ces résultats sont certains.

Il nous reste à remédier à l'atrésie du méat par la courbure du canal cervical à son ouverture interne dans la cavité du globe ; voici comment nous opérons :

Le plus fin cathéter à curseur est introduit d'abord à froid et sans difficulté maintenant; il traverse aisément le conduit cervical pour pénétrer dans la cavité du globe. Cette certitude acquise, ce cathéter est chauffé au rouge cerise et introduit de la même façon dans le même conduit, pour arriver dans la cavité du globe, ce qui s'exécute sans peine ; — nous avons par là une escarrification circulaire de garantie.

Un second, puis un troisième cathéter de plus en plus fort calibre, chauffés au même degré, sont successivement introduits. C'est l'agrandissement de tout le conduit cervical avec escarres protectrices.

Alors le ténotome lancéolaire, ayant plus d'un centimètre de large à la base des ailes, est porté dans le conduit cervical, la base franchissant le méat externe, par conséquent l'instrument divisant latéralement sur les commissures, en escarrifiant.

Le ténotome truelle, acéré à la pointe, quadrangulaire, de la même largeur à la base, à angulation latérale plus prononcée, est introduit à son tour presque au rouge blanc pour avoir plus d'action sur les surfaces précédemment escarrifiées. Le plus gros ténotome à curseur est une deuxième fois introduit ensuite, pour agir sur l'ouverture cervicale interne qui, par les précédentes escarrifications pourrait avoir été un peu obturée, et pour rétablir la libre et large communication de cette ouverture dans la cavité du globe.

Enfin, pour terminer cette seconde opération, avec un cautère marteau, au rouge cerise, appliqué sur la surface du museau de tanche, je régularise et escarrifie cette surface pour la rendre insensible et pour oblitérer les vaisseaux d'absorption à l'union des parties vives et de celles escarrifiées. Avec ce même marteau appuyant d'abord sur la lèvre antérieure avant d'être appliqué sur toute la surface, j'ai voulu biseauter cette lèvre en prenant sur l'épaisseur de sa partie inférieure et antérieure.

Notre confrère, M. le docteur Cordes qui, tout en nous passant les instruments, a porté la plus grande attention à toutes nos manœuvres dont nous lui expliquions la portée et le but, s'est retiré très-satisfait, après avoir vu se dissiper les doutes et appréhensions qu'il avait auparavant.

N'étant pas à même de voir la malade consécutivement, il a pu conserver quelques craintes sur les suites de cette double opération ; nous pouvons l'assurer que dans ce cas, comme dans les autres, il n'y a eu ni fièvre ni accidents consécutifs par suite du traumatisme, et qu'aujourd'hui la malade est bien et dûement guérie.

Avez-vous diagnostiqué, dans ce cas, une antéversion avec col conique, cher et honorable professeur ? Tout semble faire croire que, si vous l'avez diagnostiquée, vous l'avez passée sous silence, et, qu'en tout cas, votre traitement si anodin n'était destiné qu'à procurer une douce illusion à cette pauvre malade.

Le docteur Cordes, professeur libre de gynécologie, traducteur du livre de Barnes l'accoucheur anglais, et votre ami, m'aurait-il servi de compère, expression scientifique de votre choix. Ce grand juge, le public médical devant lequel je vous ramène, statuera.

C'est pourquoi pour le mettre parfaitement à même de le faire, je reproduis ici votre dernière lettre en réponse à ma réfutation de celle que vous aviez publiée dans le *Paris médical* et que j'ai été contraint de publier dans le *Courrier médical* du 15 septembre dernier, puisque vous aviez soigneusement tiré les verrous après avoir émis votre si étrange proposition.

Monsieur le Directeur,

On m'apporte à l'instant la seconde lettre de M. le docteur Abeillé.

« Ayant été invité à une de ses opérations destinée à redresser l'utérus dévié, je lui ai répondu :

« Monsieur et très honoré confrère,

« Je regrette de ne pouvoir me rendre à votre gracieuse invitation, mais votre opération ne me prouverait rien.

« Le docteur Armand Grenet (de Barbezieux) a démontré, il y a plus de vingt ans, qu'on pouvait accoler le museau de tanche aux parois vaginales.

« J'ajoute, tous les chirurgiens le savent, bien qu'ils se gardent de le faire.

« Ce n'est donc pas la *possibilité* que l'on conteste.

« Ce que je nie, c'est *l'innocuité constante* et surtout *l'utilité* d'une pareille opération aux points de vue de la pathologie et de la fécondation.

« Quant aux *flexions utérines guéries*, je n'y crois pas, et je m'en réfère à la proposition que j'ai eu l'honneur de vous adresser.

« Veuillez agréer, Monsieur et très-honoré confrère, l'assurance de mes sentiments confraternels.

« Professeur Pajot. »

Voici le fond de ma réplique à cette ultime épitre de notre très-honorable contradicteur :

Il n'est pas de pires sourds que ceux qui ne veulent pas entendre et de pires aveugles que ceux qui ne veulent pas voir.

Trois fois l'honorable professeur Pajot nous a attaqué; trois fois nous croyons, sauf avis contraire des lecteurs, seuls vrais juges, avoir correctement refuté ses assertions.

Quant à son désir de voir soumise à la Société de chirurgie la question d'opérations de complaisance, dénomination qu'il s'est permis d'octroyer aux nôtres, nous nous en référons à notre première réponse, si péremptoire, faite dans le *Courrier médical* du 30 juin dernier. Nous avons au reste, les épaules assez larges, la tête assez solide, pour assumer sans sourciller les conséquences de nos actes.

Pour ce qui est de sa proposition de soumettre avant et après opération une malade à trois professeurs, ses collègues par lui désignés, elle est, comme nous venons de le lui démontrer par notre dernière réponse dans le *Courrier médical*, trop peu en harmonie avec les exigences actuelles de la science ; et puis elle pourrait laisser percer, à son adresse, quelques soupçons de *compérage* (nous lui retournons le mot tant il est hors ligne).

Nous nous en référons donc à la proposition que nous lui avons substituée dans cette même réponse ; elle à l'avantage d'être plus ample, plus équitable, d'offrir plus de garantie pour deux adversaires sérieux et de ne pouvoir laisser la porte ouverte à la plus légère apparence de soupçon.

Notre très-honorable contradicteur refuse ; c'est lui, l'agresseur, qui se dérobe et non pas nous.

L'honorable professeur a mauvaise mémoire. C'est Amussat père qui a démontré, il y a trente ans passés, la possibilité du redressement de l'utérus par son accollement aux parois vaginales ; M. Grenet n'est venu que dix ans après.

Le diamètre vertical de l'utérus est au centre de la voûte vaginale, dans lequel centre est maintenu son col. Celui-ci est incliné légèrement en arrière du diamètre vertical du bassin. Or, si pour guérir une antéversion on accolait la face antérieure du museau de tanche à la paroi antérieure du vagin qui est à la symphyse pubienne et au-dessus, on déterminerait ou une rétroflexion ou une rétroversion, ou par suite du temps et de la persistance, une rétroversion avec rétroflexion. Dans une rétroversion on produirait les effets contraires ; en plus, si cet accolement démontré possible par Amussat, et non le redressement de l'utérus par cet accolement, ce qui est impossible, si cet accolement dis-je avait lieu, tout le monde comprend les inconvénients et les dangers auxquels exposerait un pareil résultat.

Et c'est le professeur de l'une des premières Facultés du monde qui, pour se défendre quand il est acculé dans un débat qu'il a provoqué, ose renouveler dans la presse médicale, après les avoir débitées dans ses cours, de telles énormités devant lesquelles a reculé du premier coup Amussat père, qui avait conçu et mis à exécution deux fois ce procédé singulier.

Pour l'innocuité constante de mes opérations, cher et honorable professeur, elle vous a été démontrée par 170 cas en juin, aujourd'hui par 175 puisqu'il y a, depuis ce moment, cinq opérations nouvelles. Ces opérations ont toutes été pratiquées au sein des familles, *corom papulo*, et non derrière les murs d'un hôpital qui abritent bien des tentatives hasardeuses et bien des revers.

Elles n'ont été suivies d'aucun accident sérieux, le moindre revers, étant en pareille circonstance, capable de faire déchoir un homme.

L'utilité de mes opérations crève les yeux de tout le monde ; les votres seuls veulent rester invulnérables.

Les déviations simples se présentent rarement à la pratique ; car comme le faisait judicieusement observer un de vos prédécesseurs, Paul Dubois, ce sont les complications qui font souffrir et compromettent la santé et non les déviations.

Celles qui sont extrêmes, même sans complication, et on pourrait n'en citer que de rares exemples, causent encore une telle torture qu'on est obligé de soulager les malades avec des pessaires. Or, nos opérations ne s'adressent et ne portent que sur ces deux catégories. Elles triomphent des complications et redressent à coup sûr l'utérus, comme vous auriez pu vous en assurer dans l'avant-dernier cas auquel je vous avais convié d'assister. Qui oserait après cela, excepté vous, contester leur utilité.

Vous êtes, cher et honorable professeur, le dernier retranchement derrière lequel s'abritait encore cette vieille et surannée doctrine : « Les déviations utérines ne tuent pas mais on ne les guérit pas. »

Je dis doctrine surannée, car s'il y a des déviations qui ne tuent pas parce qu'elles ne sont ni précédées, ni accompagnées, ni suivies d'autres lésions de structure de l'utérus et ce sont peut-être les plus rares parmi celles qui se présentent au médecin, il en est d'autres, au contraire qui, d'une façon ou de l'autre, finissent par faire périr les malades ou les condamner à une vie atroce de souffrances et d'ennuis.

Pour ne citer qu'un seul exemple, Mme Sc..., que j'ai opérée en présence et avec le concours de mon éminent maître et confrère Ricord, d'un fibrome interstitiel, intra utérin, faisant suite et devenu partie constituante des parois utérines, par dissection intra-utérine, Mme Sc..., dis-je, présentait une antéversion caractérisée et qui m'a fait à moi-même illusion. L'antéversion existait bien mais c'était la moindre des choses. Derrière elle, comme cause à peu près sûre, existait le monstre qu'il fallait enlever à tout prix, sinon la malade était vouée à la mort, car elle ne perdait jamais moins d'un litre ou un litre et demi de sang à chaque époque. Depuis lors (7 ans), elle jouit de la plus florissante santé (1). Le monstre n'a pas repullulé. Et il y a bien d'autres cas avec des degrés variables, comme je vous l'ai démontré plus haut au sujet de l'infécondité dans les déviations.

On guérit aujourd'hui les déviations ; les déviations simples les plus rares, par une foule de moyens, repos, pessaires, etc., etc. comme chez le sujet de l'observation première de mon livre, stérile, depuis neuf ans de mariage, et qui a, depuis sa guérison, mis au monde deux enfants à trois ans de distance l'un de l'autre, un garçon et une fille ; les compliquées, par la méthode à laquelle j'ai attaché mon nom, puisque c'est à celles-ci surtout qu'elle s'attaque, et que, par extension, j'applique maintenant à la destruction des fibromes interstitiels intra-utérins dont je possède déjà quatre cas qui sont quatre guérisons.

Il est probable que mon très-honorable contradicteur s'est figuré avoir en face de lui et comme adversaire un homme dont la taille n'atteignait pas à sa ceinture. Je suis pleinement persuadé qu'il a une tout autre conviction aujourd'hui que, comme le papillon, il est venu se brûler à la lumière autour de laquelle il folatrait.

Celui qui a écrit le traité des hydropisies et des kystes, le traité des maladies à urines albumineuses et sucrées, tous deux couronnés par l'Institut ; les mémoires sur la paraplégie indépendante de la myélite, et sur le tartre-stibié à hautes doses dans les maladies, tous deux couronnés par l'Académie

______

1. Obs. relatée *in extenso* dans la *Gazette médicale* de Paris (1872), et produite en extrait dans la thèse d'agrégation du docteur Pozzier.

nationale de médecine il y a trente ans; le mémoire sur les injections iodées dans les maladies chirurgicales couronné par la Société de médecine de Toulouse, le livre sur la chirurgie conservatrice, le livre sur les maladies chroniques de l'utérus et une foule d'autres travaux ou mémoires ;

Celui enfin qui, il y a trente ans passés, a osé opérer et a réussi à guérir, après expériences précises, d'après la méthode Ciniselli, un anévrysme de la sous-clavière par l'électro-puncture, succès unique de cette catégorie dans la science; qui a abordé à peu près toutes les opérations chirurgicales avec succès, y compris celles relatives aux maladies utérines où il a eu un triomphe jusqu'ici unique dans la science, celui de l'ablation par dissection intra-utérine d'un fibrome interstitie, intra-utérin devenu partie constituante des parois utérines celui la, dis-je, n'est pas un mythe avec lequel le professeur Pajot puisse se permettre de le prendre de si haut.

Au résumé, la méthode que j'ai introduite dans la science est cosmopolite ; si son importance avait besoin d'être démontrée, l'opposition agressive du professeur d'accouchements et des maladies des femmes de la Faculté de médecine de Paris, qui est venu se briser contre, y suffirait amplement.

Elle est basée sur les plus solides données de la physiologie, de la physiologie pathologique et de la physique. Elle a subi un expérience de douze ans et se résume aujourd'hui en 175 cas, sans un accident réellement sérieux, ce qui est le certificat le plus éclatant de son inocuité. Elle ne s'attaque qu'aux déviations anciennes, à celles par conséquent qui offrent 19 fois sur 20 des complications souvent compromettantes, toujours intolérables par les désordres qu'elles suscitent ; si elle guérit, c'est qu'elle s'attaque à ces complications tout en poursuivant le redressement de l'organe dévié, ce qui est son certificat de nécessité et d'opportunité. Elle est infiniment moins douloureuse que toutes les autres opérations, je dirai presque pas douloureuse eu égard à la tolérance de l'utérus pour le fer rouge, à tel point que c'est à peine si j'ai entendu proférer quelques plaintes par deux ou trois malades seulement, et cela dans une durée d'une demi-heure à une heure qu'elle comporte en général.

Elle a les avantages suivants qui n'appartiennent à aucune autre méthode ou procédé opératoire : 1º de mettre à l'abri des hémorrhagies ; 2º de soustraire à la fièvre des grands traumatismes ; 3º d'offrir une barrière infranchissable à la septicémie, à la pyoémie.

————————

Je publierai prochainement mon travail relatif aux fibromes interstitiels intra-utérins avec les procédés opératoires par la ténotomie ignée par les voies naturelles pour leur destruction, ce qui est une nouvelle extension donnée à la méthode que j'ai inaugurée, et les observations des cas jusqu'ici opérés.

OUVRAGES DE L'AUTEUR :

1. Traité des hydropisies et des kystes, ou des collections séreuses et mixtes dans les cavités closes naturelles et accidentelles. Paris, 1852. Un vol. in-8° de 636 pages. — Honoré d'un prix de 2,000 fr. par l'Institut de France.

2. De la paraplégie indépendante de la myélite : son histoire, son traitement. Paris, in-8°. — Prix de l'Académie impériale de médecine.

3. Du tartre stibié à haute dose dans les maladies. — Prix de l'Académie impériale de médecine, 1850.

4. Des injections iodées dans les maladies chirurgicales. Paris, 1849. — Prix de la Société de médecine de Toulouse.

5. De la valeur des injections iodées dans le traitement des abcès par congestion.

6. Sepulcretum, ou recueil d'observations curieuses et de mémoires de l'auteur.

7. Des variations des parties constituantes du sang dans diverses maladies (REVUE MÉDICALE. Paris, 1849).

8. Mémoire sur les effets thérapeutiques de la gomme-gutte à doses ordinaires et à hautes doses (GAZETTE DES HOPITAUX, 1849 et 1870).

9. Procédé opératoire pour la cure des tumeurs hémorrhoïdales (GAZETTE DES HOPITAUX, 1849).

10. De l'albuminurie et de sa coïncidence avec l'amaurose (GAZETTE DES HOPITAUX, 1850).

11. Mémoire sur les diverses formes de myélite chronique (GAZETTE DES HOPITAUX, 1866).

12. Expériences sur la coagulation du sang par l'électro-puncture, opération et guérison d'un anévrisme de la sous-clavière gauche par ce procédé (BULLETIN DE L'ACADÉMIE DE MÉDECINE, 1849, t. XIV, et GAZETTE DES HOPITAUX, 1850).

13. Mémoire sur la péritonite partielle, les abcès iliaques et la tumeur stercorale (GAZETTE DES HOPITAUX, 1863).

14. Des kystes péri-hépatiques séreux, purulents et hydatiques (GAZETTE DES HOPITAUX, 1853).

15. Expériences sur le sang tiré de la veine. Raisons de la fibrination et de la défibrination du sang dans les maladies (GAZETTE DES HOPITAUX, 1851).

16. De l'influence exercée par l'engorgement de la rate, suite de fièvres paludéennes dans les hydropisies, et en particulier sur l'ascite (GAZETTE DES HOPITAUX, 1851).

17. Du rôle des divers états morbides intercurrents dans les épidémies des fièvres paludéennes; leur action sur la marche et le type de la fièvre ; leur importance au point de vue thérapeutique (GAZETTE DES HOPITAUX, 1850).

18. Mémoire sur le sulfate de strychnine dans le traitement du choléra. Paris, 1854. In-8°. (Extrait du MONITEUR DES HOPITAUX).

19. Mémoire sur les effets du copahu et du cubèbe comme succédanés du sulfate de quinine dans les fièvres paludéennes (GAZETTE DES HOPITAUX, 1852).

20. Mémoire sur la thoracentèse (GAZETTE DES HOPITAUX, 1853).

21. Mémoire sur l'application de l'électricité pour combattre les constipations opiniâtres (GAZETTE DES HOPITAUX, 1854).

22. De l'électricité comme moyen de rappeler à la vie dans la mort apparente par le chloroforme. Mémoire basé sur des expériences sur les animaux, et sur un cas remarquable sur l'homme, adressé à l'Académie des sciences, 1850).

23. Traité des maladies à urines albumineuses et sucrées. Paris, 1863. In-8° de 735 pages.

24. De la guérison spontanée du pneumo-thorax (GAZETTE MÉDICALE DE PARIS, 1867).

25. La non-contagion du choléra (GAZETTE DES HOPITAUX, 1866).

26. Mémoire sur une méthode pour obtenir l'organisation immédiate des plaies traumatiques et chirurgicales et pour les préserver des accidents traumatiques ; lu à l'Académie de médecine, 1867.

27. Traitement du croup par les inhalations de vapeur de sulfure de mercure (GAZETTE MÉDICALE DE PARIS. Paris, 1867).

28. Mémoire sur le traitement de la diphthérie par les inhalations de sulfure de mercure (COURRIER MÉDICAL, 1867).

29. Mémoire sur les tumeurs fibreuses intra et extra-utérines (GAZETTE MÉDICALE DE PARIS, 1868).

30. Deuxième mémoire sur le traitement de la diphthérie par les inhalations de sulfure de mercure (GAZETTE DES HOPITAUX, 1868).

31. Mémoire sur l'antagonisme de l'opium dans l'empoisonnement par la belladone, lu à l'Académie de médecine (FRANCE MÉDICALE, 1869).

32. L'électricité appliquée à la thérapeutique chirurgicale, 1870. In-8° de 110 pages.

33. Traitement des maladies chroniques de l'utérus, guérison radicale des déviations utérines par une nouvelle méthode exempte de tout danger. 2ᵉ édition. 1 vol. in-8° de 550 pages.

34. De la stérilité subordonnée, dans certains cas, aux déviations ou inflexions utérines. Réponse aux critiques du professeur Pajot. Mémoire in-8° de 32 pages.